SOINS

A DONNER

AUX MALADES ET AUX BLESSÉS

EN ATTENDANT

l'arrivée du Médecin

PAR

E. DRUELLE

MÉDECIN

Ex-Chirurgien s/aide-major de la Compagnie des Sapeurs-Pompiers du Portel.

MÉDECIN

A Saint-Saturnin-lez-Avignon

PRIX : **0 F. 50** C.

SOINS

A DONNER

AUX MALADES ET AUX BLESSÉS

EN ATTENDANT

L'arrivée du Médecin

PAR

E. DRUELLE

MÉDECIN

Ex-Chirurgien s/aide-major de la Compagnie des Sapeurs-Pompiers du Portel.

MÉDECIN

A Saint-Saturnin-lez-Avignon

DU MÊME AUTEUR :

Note pour servir à l'histoire de la Policarpine.
Un bureau municipal d'Hygiène à Roubaix.

PRÉFACE

Secourir son semblable et lui sauver la vie
C'est mériter des hommes et servir sa patrie.

Les nombreuses circonstances dans lesquelles l'homme peut être appelé à secourir son semblable et *l'extrême importance* qu'il y a pour un malade ou un blessé de recevoir des soins *intelligents,* en attendant l'arrivée du médecin, m'ont déterminé à faire paraître ce petit livre.

L'idée n'est pas nouvelle ; bon nombre de mes confrères ont déjà publié des travaux de ce genre. La règle de conduite que je me suis tracée en publiant ce petit travail, a été de chercher à présenter les choses d'une façon *tout à fait pratique,* ne disant que le strict nécessaire et n'employant que les expressions les plus simples, pour être compris de tous, par les petits comme par les grands.

Aux soins à donner aux malades et aux blessés, en attendant la venue du médecin, j'ai ajouté quelques brefs conseils sur la manière de soigner les malades et d'employer certains médicaments, puis quelques idées générales sur les causes et les dangers de l'alcoolisme.

Puisse ce petit livre se trouver dans la poche de la tunique du gendarme comme dans celle de l'agent de police, dans celle du douanier comme dans celle du sapeur-pompier ; faire partie des bibliothèques de nos sociétés de gymnastique et d'instruction militaire ; se trouver sur les tables de nos écoles primaires ; avoir sa place dans la maison du pauvre comme dans celle du riche et, par suite de la mise en pratique des connaissances qu'il fera acquérir, atténuer quelques souffrances et peut-être sauver quelques existences.

E. D.

PREMIÈRE PARTIE

Soins à donner aux Malades

Crises épileptiques

Le malade couché, desserrer ses vêtements et le placer dans les meilleures conditions possibles pour qu'il ne se blesse pas.

Faire retirer les curieux qui d'ordinaire l'entourent et qui la plupart du temps ne sont prêts qu'à se sauver, si on réclamait d'eux le moindre petit coup de main pour transporter le malade.

On pourra faire quelques lotions d'eau vinaigrée sur la figure et frapper quelques petits coups répétés dans les mains.

La crise cessera du reste d'elle-même.

Syncope

Coucher le malade la tête bien basse.

Déboutonner les vêtements.

Laver la figure avec de l'eau froide ou encore employer la flagellation, qui consiste à prendre le coin d'une serviette, et après l'avoir humectée d'eau, en frapper légèrement la face du malade.

Axphyxie par submersion

NOYÉS

Chercher immédiatement à rétablir la respiration et ramener la chaleur.

Il faut d'abord avoir soin d'éviter de pendre les noyés la tête en bas, sous prétexte de leur faire rendre l'eau qu'ils ont avalée.

Après avoir débarrassé les noyés de leurs

vêtements et les avoir enveloppés dans une couverture de laine, on les couchera en leur inclinant la tête du côté droit, de façon à faciliter l'écoulement de l'eau.

On enlèvera de la bouche toutes les ordures qui ont pu s'y introduire (herbes, sable, graines, etc.)

On opèrera ensuite des tractions successives sur la langue à l'aide d'un linge pour qu'elle ne glisse pas entre les doigts.

Faire ensuite des frictions sur le corps, soit à l'aide de flanelles chaudes, soit à l'aide d'eau-de-vie.

On pratique ensuite la *respiration artificielle*.

Pour cela :

Placer le noyé sur le dos, les épaules soulevées et soutenues par des vêtements repliés, et chercher à produire les mouvements respiratoires.

Pour produire ces mouvements :

On élèvera les bras des deux côtés de la

tête, en les maintenant doucement pendant deux secondes environ. Ce mouvement élargit la capacité de la poitrine en soulevant les côtes et produit une *inspiration*.

On abaissera ensuite les bras en les pressant quelques secondes encore contre les côtés de la poitrine. Ce mouvement diminue la capacité de la poitrine et produit une *expiration*.

Il faudra répéter ce mouvement une quinzaine de fois par minutes.

On peut aussi essayer de produire la respiration artificielle en essayant de faire pénétrer de l'air dans les poumons à l'aide d'un soufflet :

On introduira le tuyau d'un soufflet dans une des narrines en bouchant l'autre. On agira très doucement. Puis un aide, avec les deux mains, exercera des pressions sur la poitrine pour en chasser l'air. Il sera nécessaire de continuer cette manœuvre jusqu'à ce que les battements du cœur se fassent sentir et que l'individu ait respiré spontanément.

Il faut surtout *ne pas perdre courage*. On a vu des noyés revenir à la vie après deux ou trois heures, et même plus encore, de mort apparente.

Asphyxie par strangulation

PENDUS

En présence d'un pendu, la première chose à faire, bien entendu, est de couper la corde, mais en ayant bien soin d'amortir la chute du corps. On dégage ensuite le cou des liens qui l'entourent et l'on pratique la respiration artificielle. Des aides feront des affusions d'eau froide sur la face et pratiqueront des frictions sur les membres inférieurs pour ramener la chaleur et la circulation.

Asphyxie par les gaz méphitiques

GAZ DES FOSSES D'AISANCE
GAZ D'ÉCLAIRAGE, VAPEURS DE CHARBON

Porter le malade à l'air ; desserrer ses vêtements ; lui faire d'abondantes affusions d'eau froide sur la figure, des frictions énergiques sur les pieds et sur les mains, et pratiquer ensuite la respiration artificielle par un des moyens indiqués plus haut.

Piqûres

PIQURE SIMPLE

Pour une simple piqûre, il faut faire saigner abondamment l'endroit piqué et le laver sous un filet d'eau froide.

PIQURE D'ABEILLES OU DE GUÊPES

Il faut enlever l'aiguillon et laver la plaie avec un peu d'eau additionnée de vinaigre ou d'ammoniaque.

Morsure par un animal enragé

On doit faire saigner la plaie autant que possible et cautériser immédiatement au fer rouge.

Ensuite prendre les mesures nécessaires pour soumettre la personne mordue au traitement antirabique.

––––––

Empoisonnements

EMPOISONNEMENT PAR LES MOULES

Si on arrive peu de temps après l'ingestion des mollusques incriminés, la première chose à faire est de faire vomir le malade.

Si plusieurs heures se sont écoulées, on devra donner un purgatif.

Cette première partie du traitement étant exécutée, on fera prendre du *lait* au malade.

EMPOISONNEMENT
PAR LES CHAMPIGNONS

La même conduite est à tenir dans le cas d'empoisonnement par les moules, mais, au lieu de faire prendre du lait, on fera boire du café.

DEUXIÈME PARTIE

Soins à donner aux Blessés

Contusions

Les contusions ont généralement pour cause une violence extérieure.

Traitement. — Compresses d'eau blanche additionnée d'un peu d'alcool camphré ou de teinture d'arnica, ou à défaut compresses d'eau additionnée d'eau-de-vie ou de sel.

Plaies

En attendant l'arrivée du médecin, l'eau froide est la meilleure préparation.

Eviter d'employer les élixirs, les baumes et les teintures, qui le plus souvent irritent les plaies et font souffrir le blessé.

Hémorrhagies

Les deux moyens principaux à employer pour arrêter les hémorrhagies sont :

1° L'élévation de la partie blessée ;
2° La compression.

La position de la partie blessée doit être aussi élevée que possible, afin que le sang, par la seule influence de la pesanteur, tende à quitter la plaie et non pas à y revenir.

Il faut ensuite comprimer la partie blessée à l'aide d'un tampon ou d'un lien.

Le tampon consistera dans un morceau de linge ou de ouate ayant une petite pierre comme noyau pour en augmenter la résistance.

Comme lien on se servira d'un mouchoir de poche ou d'une serviette.

Il faudra laisser ce pansement jusqu'à l'arrivée du médecin, qui sera juge de la suite du traitement.

Entorses

Appliquer quelques compresses d'eau blanche ou, à défaut, d'eau froide.

Fractures

1º Saisir le membre fracturé *au-dessus* et *au-dessous* de la fracture et le ramener avec précaution dans sa position naturelle.

2º Immobiliser *la fracture* à l'aide d'un appareil provisoire. Pour immobiliser le membre fracturé on se servira de tout ce qu'on aura sous la main : planchettes, cannes, parapluies, etc. Entre les parties malades on interposera des coussinets faits avec une substance élastique quelconque : charpie, laine, ouate, etc. ; puis on maintiendra le tout à l'aide de bandes, de mouchoirs, de serviettes, de cordes, en un mot de ce que l'on aura sous la main.

Fracture du bras

Placer trois ou quatre attelles allant de l'épaule au coude.

Soutenir le bras dans une écharpe.

Fracture de l'avant-bras

Placer deux attelles : l'une du coude aux doigts ; l'autre du coude au poignet.

Fracture de la cuisse

Étendre le membre et placer une longue attelle depuis le creux de l'aisselle jusqu'au talon.

On placera l'autre attelle de l'entre-jambes au genou.

Fracture de la rotule

« *Cette fracture s'accuse par l'impossibilité complète de se tenir sur la jambe. On constate une dépression sur le genou.* »

Etendre la cuisse et la jambe et appliquer un bandage croisé.

Faire éviter tout mouvement.

Fracture de la jambe

Placer deux atttelles, l'une en dehors, l'autre en dedans, et mettre le membre dans une position un peu élevée.

Transport du blessé

Il est de la plus grande importance d'opérer le transport d'un blessé sans aggraver son état.

Si le blessé est atteint d'une fracture d'un membre supérieur, on pourra le faire transporter dans un fiacre ; mais, si on a à faire à une fracture d'un membre inférieur, il faudra absolument que le blessé soit transporté dans la position horizontale, c'est-à-dire couché.

Pour cela on pourra se servir soit d'un brancard, soit d'une voiture longue dans laquelle on puisse coucher le blessé. On pourra, à défaut, opérer le transport à l'aide d'une porte qu'on aura détachée de ses gonds et sur laquelle on aura placé un matelas.

Il faut à tout prix éviter de transporter un blessé atteint de fracture du tibia, par exemple, en laissant la jambe pendante.

Faute de cette précaution on s'exposerait à faire d'une fracture simple une fracture compliquée.

Si le blessé doit être monté à un étage, on aura soin d'éviter les secousses ; le blessé sera monté *les pieds en avant,* pour que le poids du corps ne pèse pas sur le membre fracturé.

Pour la même raison, il faudrait lui faire descendre un escalier *la tête en avant.*

TROISIÈME PARTIE

Conseils sur la manière de soigner les malades

Toilette du malade

On doit donner à un malade les mêmes soins de propreté qu'il prendrait lui-même s'il était bien portant.

Laver la figure et les mains au moins une fois par jour : suivant l'indication du médecin, se servir d'eau froide ou d'eau tiède, qu'on peut additionner d'un peu d'eau de Cologne, ou, à défaut, d'eau-de-vie.

Faire exception dans les maladies à fièvre éruptive : rougeole, variole, etc.

Propreté du lit

Les draps de lit doivent toujours être bien propres.

En cas d'incontinence d'urine ou de matières fécales, garnir le lit avec une toile imperméable et mettre sous le malade un drap plié en plusieurs doubles, qu'on changera immédiatement dès qu'il sera souillé.

Il est de la plus grande imprudence de laisser le malade, même quelques heures, dans l'humidité ; cette négligence peut déterminer des plaies qui guérissent très difficilement.

Température et aération de la chambre

La température de la chambre d'un malade ne doit pas dépasser 20 degrés, elle doit osciller entre 16 et 18 degrés.

Tout en tenant compte de cette température, il est utile d'ouvrir les fenêtres plusieurs fois par jour pour renouveler l'air.

On ne doit jamais laisser rougir un poêle de fonte ; la fonte chauffée produit de l'oxyde de carbone, qui rend l'air insalubre.

Visites

Il faut éviter les nombreuses visites au cours desquelles ont souvent lieu de longues conversations sans intérêt pour le malade et qui n'ont comme résultats que de le fatiguer et de le préoccuper.

On constate souvent de la fièvre chez les malades qui ont reçu de telles visites.

Manière de faire prendre les médicaments

Il est de la plus grande importance de se conformer strictement aux indications données par le médecin, tant pour les heures à faire prendre les médicaments, que pour les quantités à administrer, l'effet attendu du médicament ne devant se produire que lorsque ce médicament est pris dans des conditions déterminées.

Il ne faut pas, sous prétexte de guérir *plus vite* un malade, lui faire prendre un médicament dans un délai plus bref que celui indiqué.

En faisant prendre un médicament actif

à dose trop forte et dans un temps trop court, on s'exposerait à déterminer chez le malade des désordres sérieux et quelquefois même des empoisonnements.

Il faut veiller aussi à ce que les cuillers qui servent à faire prendre les médicaments aux malades soient tenus bien propres. Il arrive souvent que la cuiller qui sert à donner une potion à un malade traîne sur une table d'une propreté plus ou moins douteuse ; sans nul doute que c'est toujours la même cuiller qui sert pendant deux ou trois jours sans qu'on ait la pensée de la laver.

Les médicaments doivent être tenus dans un endroit frais ; placés dans des températures élevées, les médicaments tels que *potions, sirops, solutions, tisanes,* etc., s'altèrent très vite.

Les tisanes ne doivent pas être conservées plus d'une journée. Au bout de 24 heures il se développe à leur surface des sortes de végétations qui les rendent malfaisantes.

QUATRIÈME PARTIE

Conseils sur la manière d'employer certains médicaments et médicaments qu'il est bon d'avoir chez soi

Alcool de Mélisse. — Connu plus tôt sous le nom d'Eau de Mélisse. Une cuillerée à café sur un morceau de sucre.

Ether. — Liquide très volatil ; prend feu à l'approche d'une flamme. Quelques gouttes sur un morceau de sucre. S'emploie aussi en inhalations.

Sirop d'ipéca. — Une cuillerée à dessert ou deux aux enfants, selon l'âge.

Collodion. — Le collodion s'emploie dans le pansement des petites plaies.

Teinture d'arnica. — S'emploie pure ou diluée avec de l'eau en compresses pour les coups et les plaies.

Teinture d'iode. — Avoir soin de ne jamais se servir de teinture d'iode trop vieille. Au bout de 5 à 6 mois la teinture d'iode devient caustique.

Eau phéniquée. — S'emploie dans le pansement des plaies.

Eau boriquée. — S'emploie également dans le pansement des plaies.

Eau blanche. — En compresses dans les foulures, entorses, etc.

Sinapismes (Rigollot). — Les sinapismes doivent être trempés dans *l'eau froide* ; s'appliquent ordinairement sur les membres inférieurs pour détourner les congestions ou faire cesser les convulsions chez les enfants.

Sulfate de magnésie. — Bon purgatif. Dose : 20 à 40 grammes.

Sulfate de quinine. — En paquets ou cachets de o gr. 25 centig. Dose : 2 à 3 paquets ou cachets en 24 heures, contre les douleurs névralgiques. (Son emploi est moins dangereux que celui de l'antipyrine.)

Antipyrine. — En paquets ou cachets de o gr. 5o centig. Dose : 2 à 4 paquets ou cachets par jour. (Ne pas abuser de ce médicament.)

Ammoniaque. — Employé à la dose de quelques gouttes d'eau, combat les premiers effets de l'ivresse.

Emplâtres de thapsia. — On calme les démangeaisons d'un emplâtre de thapsia, soit par l'emploi de la poudre d'amidon, soit par l'application d'un linge imbibé d'un corps gras (huile d'amandes douces, cérat, vaseline.)

Vésicatoires. — On doit enlever un vésicatoire *très doucement* et de *haut en bas* et non de bas en haut, de façon à ne pas déchirer l'épiderme de la peau qui forme la phlyctène ; de cette façon, la plaie causée par l'application d'un vésicatoire guérira beaucoup plus vite.

Pour faire le pansement d'un vésicatoire, avoir bien soin de se laver les mains.

Sangsues. — Le meilleur moyen de faire prendre des sangsues est d'abord de bien laver la place où l'on veut les appliquer.

Puis on met les sangsues dans un verre, dans lequel on a versé auparavant quelques gouttes de vin.

Pour arrêter le sang, il suffit d'appliquer sur la piqûre faite par la sangsue un morceau d'amadou ou un peu de poudre de toile bleue brûlée.

CINQUIÈME PARTIE

Causes et dangers de l'Alcoolisme

Les causes qui entraînent peu à peu à l'abus des boissons alcooliques sont nombreuses.

Elles se résument dans le tableau ci-après qui, médité, doit nous mettre en garde pour les éviter :

Occasions qui conduisent à l'abus des boissons alcooliques

On boit pour tuer le temps,
— par imitation.
— par vanité.
— par camaraderie.
— par état.
— par habitude.
— pour une foule de prétextes (chagrin, désespoir, etc.)
— par hérédité. (*L'ivrognerie est héréditaire.*)

L'alcool porte sa funeste influence sur l'homme tout entier.

Il compromet la santé et *abrège la vie*.

L'alcool porte les plus rudes atteintes à la raison.

De nombreux cas de folie sont imputables à l'abus de l'alcool.

Influence sur la santé

L'alcool compromet la santé.

Si *l'usage modéré* des boissons fermentées, telles que : le vin, le cidre, la bière, favorise la digestion, *l'abus* de ces boissons la retarde, et ces effets sont encore plus marqués si l'on fait usage de boissons alcooliques *concentrées*.

Bientôt le besoin des aliments diminue ; l'appétit se perd. L'amaigrissement est bientôt la conséquence d'une alimentation insuffisante et d'une nutrition imparfaite.

Chez certains buveurs la face prend un caractère spécial ; elle devient rouge, se couvre de vaisseaux et d'indurations végétantes.

Bientôt le système nerveux est atteint par *le poison* qui s'accumule dans le cerveau et donne lieu à *l'hébétude,* à la perte de la mémoire, au tremblement des mains, à des accès d'épilepsie, à du délire, d'abord momentané, auquel on donne le nom de *delirium tremens,* et enfin à la *folie* et à ses conséquences.

Influence sur la mortalité

L'abus de l'alcool a une grande influence sur la mortalité.

En Angleterre. — L'alcool tue 50.000 hommes par an.

La mortalité des aubergistes et débitants de 35 à 45 ans est de 19 pour mille, tandis que pour les fermiers elle n'est que de 7 à 8.

Aux États-Unis. — Il y avait en 1828 plus de 300.000 ivrognes de profession ; il en mourait par an 37.000 dans la force de l'âge.

A la Nouvelle-Hollande. — Par suite de l'abus des liqueurs fortes, l'âge moyen où l'on meurt est 23 ans.

En Russie. — On porte à plus de 100.000 par an le nombre des victimes de l'alcool.

En France. — Sur 46.609 morts accidentelles constatées en sept années, de 1835 à 1841, 1.622 étaient le résultat de l'ivrognerie.

Influence sur l'hérédité

Les conséquences héréditaires de l'abus de l'alcool sont terribles. L'alcoolisme produit la dégénérescence de la race.

Sur 61 enfants de familles sobres, le professeur Derme, de Berne, en a constaté 50 de sains et bien constitués, tandis que 57 enfants d'alcoolisés n'ont donné que 9 sujets sains avec *12 morts-nés, 13 épileptiques et 8 idiots.*

M. le D*r* Legrain a fait des observations tout aussi concluantes :

Sur 819 enfants de familles alcooliques, il a vu 50 o/o de morts nés, tuberculeux ou aliénés, et l'autre moitié contenait en grand nombre *des déséquilibrés, des arriérés* et *des déshérités.*

Enfin, comme conséquence héréditaire de l'abus de l'alcool, il ne faut pas perdre de vue que l'enfant de l'ivrogne est presque fatalement *un ivrogne, un idiot* ou un *être dangereux* pour la société.

Influence sur le développement de la folie

La folie est la conséquence des excès alcooliques chez beaucoup d'individus.

En Angleterre. — La moitié des fous se rencontrent parmi les buveurs.

En France. — Il résulte des statistiques faites, que sur 100 cas d'aliénation mentale, 18 proviennent des excès alcooliques.

Aussi, a-t-on dit avec raison que le cabaret était un lieu où l'on vendait de la folie en bouteille.

Influence sur la moralité

L'homme adonné à la boisson n'a plus ni intérieur, ni famille, ni devoirs, ni travail, ni avenir !

Au début, quand il fait encore quelques heures de travail, le jour de paie est le signal de nouveaux excès.

Plus tard, esclave de son penchant, il quitte à peine le cabaret ; le travail ne l'en arrache plus ; son intelligence obtuse, son inattention, ses mains tremblantes ne lui permettent plus d'occuper à l'atelier la place qui assurait autrefois le pain de sa famille. Désormais, on ne peut plus rien attendre *de bon, de noble,* de l'homme qui en est arrivé là !

Il a perdu le sentiment du devoir, et qui sait, demain, ce sera peut-être *un criminel, un voleur, un assassin !!*

L'homme livré ainsi aux excès alcooliques devient sombre, s'emporte, devient furieux pour une cause insignifiante, s'effraie sans raison, et alors, soit par colère ou manie, ou encore par hallucination, il frappe, blesse ou tue sans honte comme sans remords !

« *L'histoire raconte qu'un ouvrier charpentier, livré depuis quelques années à l'ivrognerie, entendait une voix qui lui criait de tuer son enfant. Il réussit d'abord à vaincre sa funeste pensée.*

« *Mais la voix commandait toujours ! Aussi, un jour, ce malheureux, hors d'état de résister et pleurant à chaudes larmes, se leva, saisit une hache et alla frapper l'enfant !!* »

Et Alexandre-le-Grand n'assassina-t-il pas, dans un excès de colère et dans le trouble de l'ivresse, son meilleur ami, Clytus, qui lui avait sauvé la vie ?

Le tableau ci-contre donne un aperçu, *malheureusement trop juste,* des terribles conséquences de l'abus de l'alcool :

Malheurs causés par l'alcool aux États-Unis pendant une période de dix ans

L'alcool a tué 300.000 individus.

L'alcool a envoyé 100.000 enfants aux maisons pauvres.

L'alcool a fait enfermer dans les prisons 150.000 individus.

L'alcool a fait plus de 1.000 fous.

L'alcool a causé 1.500 assassinats et 2.000 suicides.

L'alcool a fait 200.000 veuves et 100.000 orphelins.

Que faire pour remédier
à cette situation ?

De nombreux moyens ont été employés, de toute antiquité, et beaucoup sont encore à l'étude pour empêcher l'abus des boissons alcooliques.

A mon avis, le mieux est de rappeler à l'homme, soit par des livres, soit au moyen de cours ou de conférences, les *terribles conséquences* de l'abus de l'alcool et de s'adresser à sa bonne volonté.

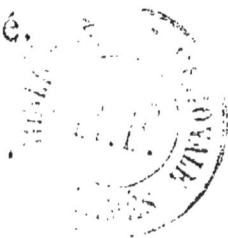

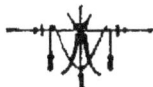

AVIGNON, IMPRIMERIE FRANÇOIS SEGUIN.